CHANTS BUCOLIQUES

PAR

A. DEVILLE,

CORRESPONDANT DE L'INSTITUT,

TRADUCTEUR EN VERS FRANÇAIS DES BUCOLIQUES DE VIRGILE

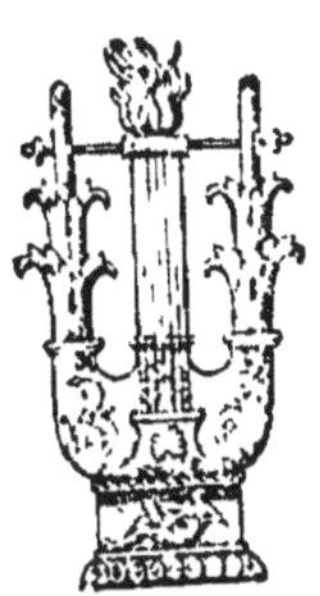

ALENÇON,

POULET-MALASSIS ET DE BROISE,

IMPRIMEURS-LIBRAIRES.

—

1856.

CHANTS BUCOLIQUES

PAR

A. DEVILLE,

CORRESPONDANT DE L'INSTITUT,

TRADUCTEUR EN VERS FRANÇAIS DES BUCOLIQUES DE VIRGILE.

ALENÇON,
POULET-MALASSIS ET DE BROISE,
IMPRIMEURS-LIBRAIRES.

—

1856.

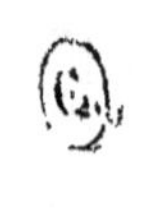

CHANTS BUCOLIQUES.

CHANT PREMIER.

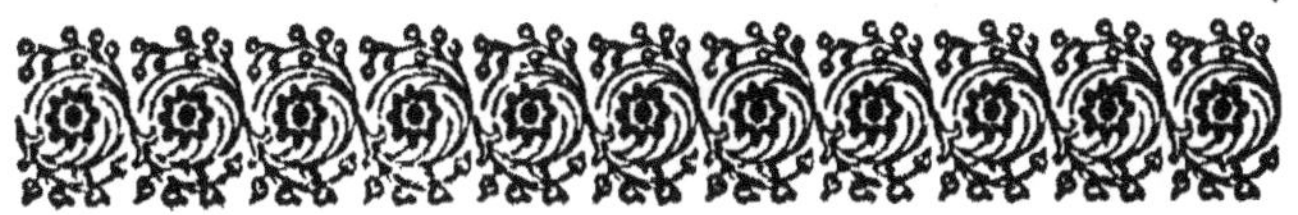

CHANT PREMIER.

LE TOMBEAU DE VIRGILE.

PALÉMON, BATYLLE.

PALÉMON.

Tu vois ces murs sacrés; suis-moi, mon cher Batylle,
Viens, je porte ces fleurs au tombeau de Virgile.

BATYLLE.

J'y porte tous les ans le myrte, le laurier;
Je suis prêt à te suivre, ô jeune chevrier!

PALÉMON.

Batylle, qui t'arrête?

BATYLLE.

En cette auguste enceinte
J'entre, toujours saisi de respect et de crainte.

PALÉMON.

Ne tardons pas; déjà descend l'ombre du soir:
Au tombeau de Virgile un berger peut s'asseoir.
Ne crains rien, approchons....

BATYLLE.

C'est donc là qu'il repose!

PALÉMON.

Poète aimé des Dieux, à tes pieds je dépose
Le narcisse embaumé, ces noirs pavots, ces lys.

BATYLLE.

J'y dépose le myrte et les lauriers fleuris.
Puisse de leurs parfums ton ombre caressée
Dormir plus mollement sous la pierre glacée.

PALÉMON.

Quelle main sur la tombe, ami, grava ces mots :
J'ai chanté les bergers, les moissons, les héros [1] ?

---

(1) ..... Cecini pascua, rura, duces.

BATYLLE.

Il les dicta lui-même avant que d'y descendre,
Quand à ces bords aimés il promettait sa cendre.
Oui, tendre, vrai, sublime, il sut peindre à la fois
Les bergers, les moissons, les combats et les rois.
Les Muses l'animaient de leur céleste flamme,
Et ses vers inspirés découlaient de son âme.
A la reconnaissance il dut ses premiers chants.
O mon cher Palémon, qu'ils sont doux et touchants!
Dans Rome, tu le sais, sensible à sa prière,
Octave avait rendu le champ de son vieux père;
Et lui.... laissons parler ce berger malheureux
Qui s'éloigne en pleurant du toit de ses aïeux.
Il s'adresse au vieillard, qui, couché sous un hêtre,
Promène en paix ses doigts sur la flûte champêtre:
« Heureux vieillard, ainsi, tu conserves tes champs (1)!
Et pour toi désormais il sont bien assez grands,
Malgré leur sol aride et l'impur marécage
Dont les joncs limoneux couvrent ton pâturage.
Tes brebis n'iront pas, redoutant le danger
D'un mal contagieux, d'un herbage étranger,
Mourantes, se traîner sur des rives lointaines!

---

(1) Fortunate senex! ergo tua rura manebunt, etc.

Eglogue 1.re

Heureux vieillard ! ici, près des saintes fontaines,
Aux bords du fleuve aimé, sous ces voûtes en fleur,
Tu pourras chaque jour t'enivrer de fraîcheur.
Là, l'émondeur, pour toi, de la roche élancée,
Fera vibrer les airs de sa voix cadencée;
Là, de l'aurore au soir, pour toi, des tourtereaux
Les doux gémissements descendront des ormeaux,
Et, confondus au bruit de la palombe aimée,
Suaves, rempliront ton oreille charmée. »

PALÉMON.

Batylle, que de fois, de plaisir éperdu,
Au fond des antres frais, sur la mousse étendu,
J'ai répété les vers de ses chants bucoliques.
Mais comment oublier ses douces Géorgiques?
Je vois ce laboureur qui rentre en ses foyers;
Ses enfants à son cou disputant ses baisers.
Je vois, au bord des eaux, le charmant Aristée,
Se plaignant, l'œil en pleurs, à sa mère attristée;
Et toi, tendre Eurydice ! et toi, qui, sans retour,
Pour la seconde fois la perds, vaincu d'amour.

BATYLLE.

Que j'aime ce vieillard, digne à jamais d'envie,
Qui cultive son champ sous les murs d'Œbalie,
Dans sa simplicité pauvre et riche à la fois.
Il reçut, tu le sais, Virgile sous ses toits;

Virgile l'a chanté; retrace ces peintures
Qu'il se plut à parer des couleurs les plus pures.

PALÉMON.

« Sous les murs de Tarente, en ces vallons fleuris (1),
Où le noir Galésus baigne les blonds épis,
J'ai vu, je m'en souviens, des champs longtemps sans maître;
C'était d'un bon vieillard le domaine champêtre;
Sol ingrat, que fuyaient Pan, Cérès et Bacchus.
En ce lieu, cependant, fruit de soins assidus,
De légumes épars croissait un petit nombre,
La fève nourrissante et le pâle concombre :
Le lys, se mariant au pavot enflammé,
Autour d'eux balançait son calice embaumé.
Libre de ses travaux, ce veillard vénérable
De mets non achetés, le soir, chargeait sa table;
Toujours, le cœur content, il rentrait sous ses toits,
Et, pauvre, il s'estimait plus riche que les rois. »

BATYLLE.

Que ne puis-je, emporté par l'aigle au vol rapide,
M'élancer, à mon tour, aux champs de l'Énéide.
Je voudrais, empruntant ton luth baigné de pleurs,
Virgile, de Didon soupirer les douleurs,

---

(1) Namque sub Œbaliæ memini me turribus altis, etc.
Georgiques, livre IV.

Animer, d'une voix doucement abusée,
Tous ces Romains futurs errans dans l'Elysée.
Je voudrais faire entendre Euryale, Nisus,
Et le jeune Pallas, et le vieux Latinus.
Je voudrais.... mais ma voix impuissante, étonnée,
Du chantre des combats et du pieux Énée,
Sur les humbles pipeaux n'ose imiter les sons;
La flûte doit se taire au bruit des fiers clairons.
Voit-on le doux ramier, s'élançant de la terre,
Suivre l'oiseau chargé des flèches du tonnerre?
Voit-on, au fond des bois, le lierre pâlissant
Unir sa feuille obscure au lys éblouissant?

Du moins, ah! tu le peux, redis, Muse chérie,
Ces beaux vers qu'il chantait pour sa belle patrie;
Sa patrie est la tienne.... ô poète sacré,
Je chante aux mêmes lieux où tu fus inspiré.

« Oui, l'Inde et ses trésors, la Perse, l'Idumée (1),
Cette terre, d'encens, de myrrhe parfumée,
L'Hermus qui, chargé d'or, roule parmi les fleurs,
Le Gange enorgueilli de ses bords enchanteurs,
Et l'Égypte féconde et la riche Médie,
Sont loin, bien loin encor d'égaler l'Italie! »

---

(1) Sed neque Medorum sylvæ, ditissima terra, etc.

Géorgiques, livre II.

« Ah! si jamais nos champs n'ont vu de fiers taureaux
Inonder le sillon du feu de leurs naseaux ;
S'ils n'ont jamais senti des champs de la Colchide
Fermenter dans leur sein la semence homicide,
Et, soudain hérissés d'une moisson de fer,
Des casques enflammés au loin lancé l'éclair;
Cérès à flots épais les couvre de ses gerbes ;
Ils portent l'olivier et les pampres superbes;
D'innombrables troupeaux les foulent de leurs pas.
Là, bondit le coursier cher au Dieu des combats ;
Là, paît le blanc taureau, victime révérée,
Que le Clitumne baigne en son onde sacrée,
Et qui traîne à pas lents, le front paré de fleurs,
Vers le temple des Dieux les chars triomphateurs.
Un printemps éternel caresse ce rivage.
Jamais des noirs hivers il n'a senti l'outrage.
La chèvre, la brebis y paît mère deux fois ;
Deux fois la branche y plie et cède à son doux poids.
Jamais le léopard, la lionne terrible,
Ne l'ont épouvanté de leur aspect horrible;
Une imprudente main, là, parmi les gazons,
Jamais au sein des fleurs ne cueille les poisons.
Le serpent, l'œil en feu, là, jamais, sur l'arène
En immenses replis ne s'allonge et se traîne. »

« Faut-il peindre, de l'art enfants audacieux,
Ces superbes cités, ces forts voisins des cieux ;

Ces ondes, sous nos murs, dans le marbre captives ?
Dirai-je ces deux mers qui baignent nos deux rives ;
Ces immenses bassins, ces lacs rivaux des mers,
Ces ports, où sans courroux dorment les flots amers,
Ces digues, ces remparts que Thétis frémissante
Insulte, mais en vain, de sa vague écumante ?
Dirai-je, enfin, l'Averne et ses dormantes eaux,
Où la mer, en grondant, précipite ses flots ? »

« C'est peu. Noble pays, l'or, le fer des batailles,
L'argent, en longs ruisseaux, sillonnent tes entrailles.
Ton sein porte et nourrit le Volsque redouté,
L'Étrusque, le Sabin et le Marse indompté.
Que dis-je ! il enfanta, glorieuse famille,
Scipion, Marius, Caton, Dèce, Camille ;
Il enfanta César, qui, la foudre à la main,
Fait trembler l'Orient devant l'aigle romain. »

« Terre féconde en fruits, terre en hommes féconde,
Salut, ô mon pays ! Salut, reine du monde ! »

Cessons, il en est temps, ô jeune chevrier ;
Nos pas, plus tard, en vain chercheraient le sentier.
Du sommet dentelé des montagnes bleuâtres,
L'ombre descend plus longue et va chassant les pâtres.

Déjà, l'astre du soir, de ses feux argentés
Prolonge sur les flots les tremblantes clartés;
La barque du pêcheur et les voiles lointaines,
A l'horizon, déjà, s'effacent incertaines
Le jour tombe, il s'éteint; viens, viens, quittons ces lieux...
Salut, mânes sacrés, recevez nos adieux!

CHANT DEUXIÈME.

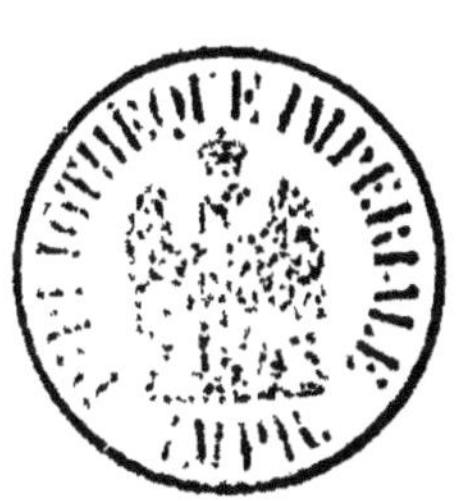

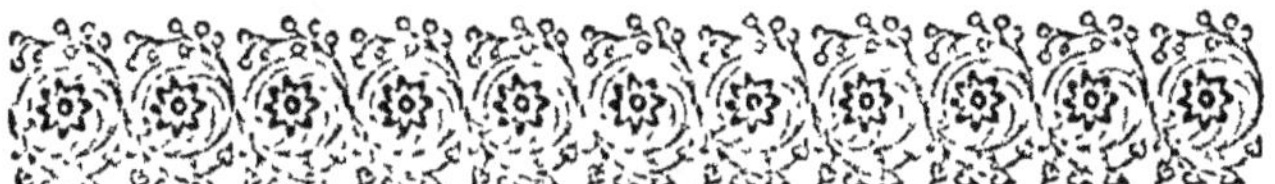

CHANT DEUXIÈME.

LE NAUTONIER.

Dix fois l'astre du jour du feu de ses rayons
Avait doré les mers et la cime des monts,
Depuis que Lycidas, loin des rives fécondes
Qu'Aréthuse en fuyant arrose de ses ondes,
Laissait enfler sa voile au souffle des Zéphyrs.
Ce jeune nautonier, plein d'amoureux désirs,
Cherchant des yeux les bords qu'habitait sa maîtresse,
Revenait, de sa barque accusant la paresse.
Cependant de l'Ethna le front majestueux
A l'horizon lointain se découvre à ses yeux,
Il se lève, il grandit, et la rive s'avance.
L'amoureux Lycidas, brûlant d'impatience,
Abandonne la voile et, penché sur les eaux,
Sous son double aviron fait bouillonner les flots.

Hélas ! Il ne sait pas qu'une amante volage
A trahi son amour et fuit loin du rivage.
Il aborde ; il regarde, il appelle trois fois ;
Trois fois l'écho bruyant répond seul à sa voix
Ses regards inquiets interrogent la plaine ;
Mais ses yeux vainement redemandent Ismène.
Ismène ne vient point. Trop sûr de son malheur,
Il exhale en ces mots sa flamme et sa douleur :

O toi, toi, que j'aimais encor plus que la vie,
Tu m'as donc oublié ! Ton amour m'est ravie !
Ismène, est-ce donc là ce qu'en nos longs adieux
Ce que tu promettais, quand, les larmes aux yeux,
Quand, les cheveux épars, sur cette même rive,
Tu suivais sur les flots ma voile fugitive ?
Tu m'appelais encor, je partais ; les Zéphyrs
Emportèrent ta voix, ma barque et tes soupirs.
Le rivage avait fui. Frappé de noirs présages,
Je vis à l'horizon s'étendre les nuages.
De leurs flancs s'élançaient de livides éclairs ;
Une profonde nuit descendit sur les mers.
Quand Thétis en fureur soulevait mon navire,
Je vous invoquai tous, Dieux de l'humide empire.
Vous avez accordé le rivage à mes vœux,
Vous m'avez exaucé ; que je suis malheureux !
Vous me donnez la mort, je demandais la vie.

Son image, du moins, sous la vague ennemie,
Descendait avec moi fidèle et sans regret :
Je serais mort content croyant qu'elle m'aimait.
Elle ne m'aime plus, et je vis!... Chère Ismène,
Entends, entends ma voix, prends pitié de ma peine.
C'est moi, c'est Lycidas.... Quel bruit ai-je entendu ?
Ismène!.... Non, l'écho lui seul a répondu.
Fruits dorés, que ma main sur un lointain rivage
Ravit, non sans péril, à l'oranger sauvage;
Oiseaux, faibles oiseaux que, fier de mon larçin,
Loin du nid paternel j'emportai dans mon sein,
Sourd aux gémissements d'une mère éperdue ;
Vous étiez pour Ismène. Elle est pour moi perdue!
Fruits dorés, je vous lance en la profonde mer ;
Oiseaux, faibles oiseaux, partez, oh ! fendez l'air ;
Droit au nid paternel, élancés de la nue,
Retournez sous le sein d'une mère éperdue.....
Où suis-je et qu'ai-je fait ! Qu'ai-je fait, malheureux !
Ah! pardonne. Tu vois mon désespoir affreux ;
Pardonne. Dût Thétis, poursuivant sa victime,
Sous ma nacelle encor faire gronder l'abîme,
Dût la vague, terrible en ses mugissements,
Me couvrir tout entier de ses bonds écumants,
J'irai ; de cent fruits d'or, pour toi, ma bien aimée,
Cette main chargera ma nacelle embaumée ;
Du sein des bois encore, au péril de mes jours,

Pour toi, j'emporterai ces oiseaux, tes amours.
Ou plutôt, descendu de ma barque légère,
Oui, j'en fais le serment, je fuirai l'onde amère.
Etendu près de toi dans ces vallons fleuris,
Je ne quitterai plus les lieux que tu chéris.
Sourd au bruit cadencé de ces vagues limpides,
A la voix du Zéphyr, au cri des Néréides,
J'enchaînerai ma barque, et du haut des rochers
Lancerai dans les flots la rame des nochers.
Du lever de l'aurore à l'heure où le jour baisse
Nous nous reposerons couchés dans l'herbe épaisse.
Pour en parer ton front je cueillerai des fleurs.
Ma main réunira, mariant leurs couleurs,
Et la rose vermeille et le pâle troëne,
Je les enlacerai dans tes cheveux d'ébène.
Tout entier à toi seule, ô mes chères amours,
A lire dans tes yeux je passerai mes jours,
A contempler ce front, cette bouche adorée,
Dont le son vibre encore à mon âme enivrée.
Je ne t'entendrai plus..... Tout est fini pour moi.
Malheureux que je suis ! et je vivrais sans toi !
Non, non, plutôt mourir. O rive paternelle,
O champs aimés, adieu ! Thétis, Thétis m'appelle,
J'entends sa voix sortir de ses gouffres profonds ;
Me voilà, je suis prêt.... Adieu, riants vallons,
Adieu, tombe sacrée où repose ma mère !

Il disait, et soudain s'élance en l'onde amère.
De sa bouche mourante il sort un faible son,
D'Ismène, en expirant, il murmure le nom;
Et le flot attendri, qui le couvre et l'entraîne,
A l'écho des rochers redit : Ismène, Ismène !

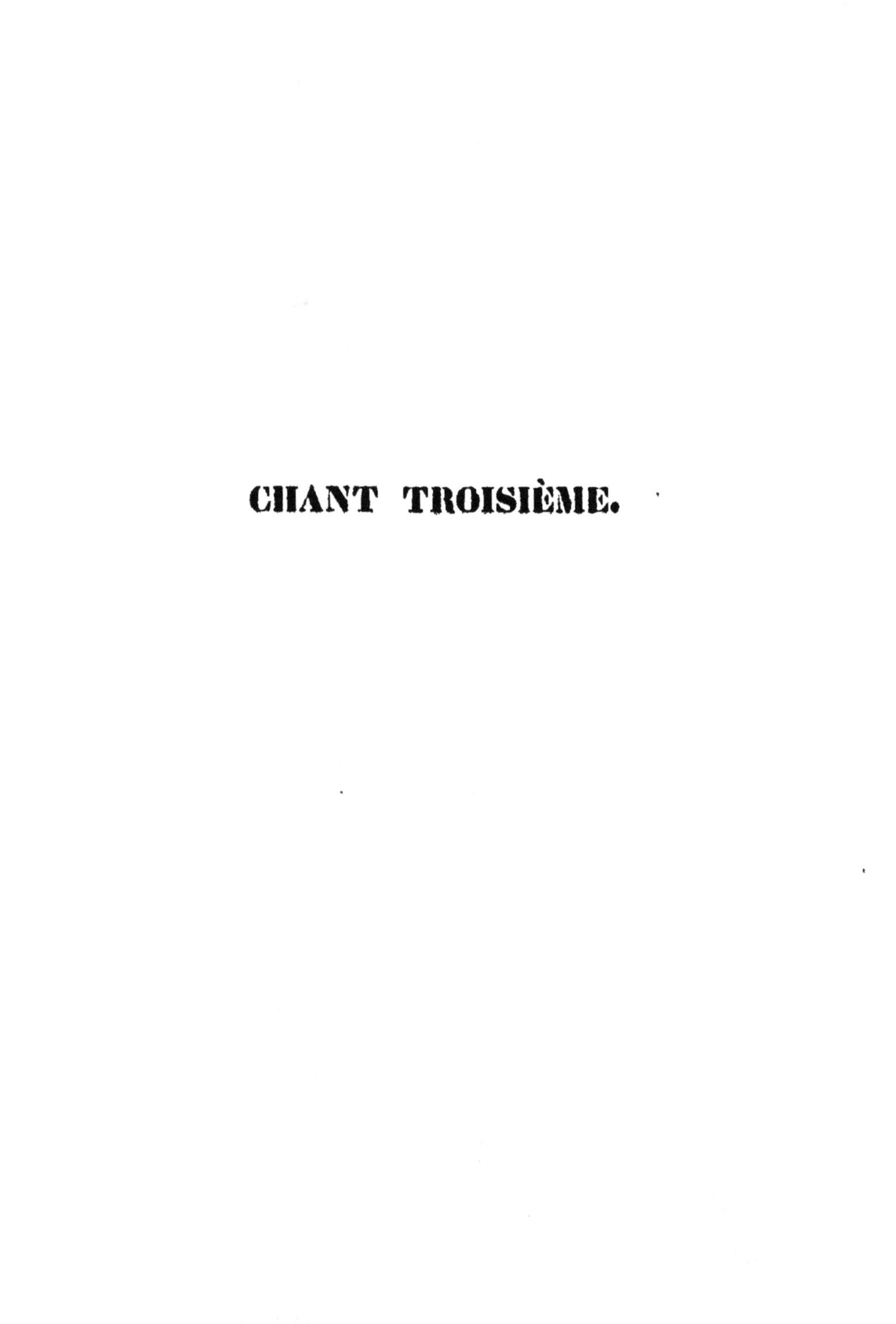

CHANT TROISIÈME.

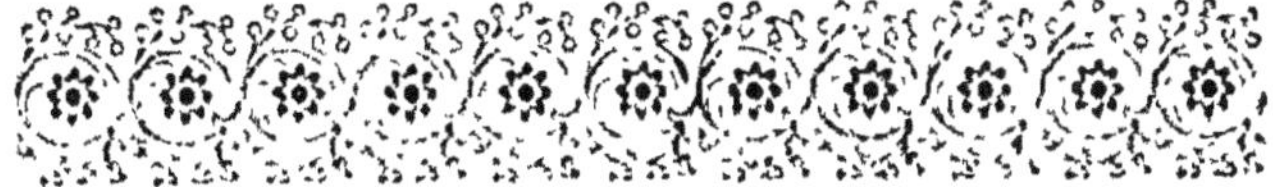

CHANT TROISIÈME.

LE COMBAT PASTORAL.

DAMON, AMYNTAS, THYRSIS, MÉNALQUE.

AMYNTAS.

Sous un chêne touffu tranquillement assis,
Je laissais loin de moi s'égarer mes brebis. .
A mes côtés pendait mon oisive houlette.
Je voulais essayer les airs qu'à sa musette
Palémon faisait dire un soir sous les ormeaux,
Et mes lèvres erraient sur mes doux chalumeaux.
Déjà de Palémon, l'honneur de l'Ausonie,
J'espérais sous mes doigts retrouver l'harmonie,
Quand un bruit tout-à-coup se fait entendre à moi;
Je me tourne. « Que vois-je ! Eh quoi, Damon, c'est toi ? »

« Amyntas, me dit-il, un grand combat s'engage;
Laisse là tes pipeaux, quitte ce frais ombrage,
Viens. Deux bergers fameux se disputent le prix.
Pour juge tous les deux à l'instant ils m'ont pris.
Tiens, les vois-tu là-bas auprès de la fontaine?
Ils m'attendent, allons. Daphnis que je t'amène
Gardera tes brebis, et, ce soir, au hameau
Les conduira lui-même au son du chalumeau.
Mets ta houlette aux mains de ce berger fidèle.
Marchons; n'entends-tu pas Ménalque qui m'appelle? »

Je te laissai, Daphnis, le soin de mes brebis.
Pouvais-je résister? L'audacieux Thyrsis
A Ménalque voulait disputer la victoire,
Ménalque de nos champs et l'amour et la gloire!
Pour Ménalque en secret je formai quelques vœux.
Aux côtés de Damon, pour ce combat fameux,
L'un et l'autre rival a déjà pris sa place.
Ils chantent tour-à-tour; ce chant plait au Parnasse.

THYRSIS.

O toi, que, chaque année, invoquent nos pasteurs,
Pan, seconde ma voix. Si mon rival succombe,
Ma main sur tes autels que j'ornerai de fleurs
Fera couler le sang d'une jeune colombe.

MÉNALQUE.

Vierges de l'Hélicon, ô Vierges mes amours,
Prêtez-moi de Gallus la voix mélodieuse.
Si Ménalque est vaincu, sa flûte pour toujours
A ce chêne sacré pendra silencieuse.

THYRSIS.

Et la brune hyacinthe et le jaune souci,
Demain, pour ma Vénus rempliront ma corbeille.
L'œillet y brillera. Je veux y joindre aussi
La pâle violette et la rose vermeille.

MÉNALQUE.

Et moi, je veux cueillir pour la jeune Myrtô
Le citron jaunissant, l'orange parfumée,
Et la prune noirâtre et le coing argenté,
Et la pêche qui fond dans la bouche embaumée.

THYRSIS.

Au bord de ce ruisseau vois le blanc peuplier,
Vois le pin sourcilleux, par un accord fidèle,
Mêlant de leurs rameaux l'ombrage hospitalier,
L'un vers l'autre incliner leur tête fraternelle.

MÉNALQUE.

Une vigne deux fois de ses légers rameaux
Ombrage et ceint les murs de ma chaumière antique ;
Elle monte, s'attache à mon toit de roseaux,
Et ses raisins pendants assiégent mon portique.

THYRSIS.

Dans ce vallon qu'anime une douce chaleur,
Et Flore et les Zéphyrs prodiguent leurs caresses,
Et, toujours par un fruit remplaçant chaque fleur,
Pomone du Printemps acquitte les promesses.

MÉNALQUE.

Dans ces champs fortunés, ignorés des hivers,
Au souffle des zéphyrs mollement balancée,
Deux fois de ses parfums la rose emplit les airs,
Deux fois le fruit échappe à la branche affaissée.

THYRSIS.

Que j'aime le ruisseau qui, dans ce frais vallon,
Lentement se promène avec un doux murmure !
Le saule sur ses bords s'incline, et le gazon
Le presse mollement de sa verte ceinture.

MÉNALQUE.

J'aime mieux le torrent qui, du haut de ces monts,
Précipite à grand bruit ses ondes blanchissantes,
De rochers en rochers il s'élance par bonds,
Retombe, et fait mugir ses rives écumantes.

THYRSIS.

Souvent, aux jours d'été, des bords de l'horizon,
Comme un sombre bandeau s'étend, monte un nuage.
Le ciel s'est obscurci. Soudain brille un rayon;
Un regard du soleil a dissipé l'orage.

MÉNALQUE.

Ainsi, le jeune enfant qui pousse des sanglots,
S'apaise tout-à-coup à la voix de sa mère;
Sur le pli de sa joue un doux sourire éclos
Heurte en passant les pleurs tombés de sa paupière.

THYRSIS.

Le temps efface tout, me disait Palémon.
Du jour où je perdis ma chère Eléonore
Cinq ans sont écoulés; tu t'en souviens, Damon,
Cinq ans sont écoulés, et je la pleure encore.

MÉNALQUE.

Le temps efface tout, te disait Palémon.
Du jour où j'aperçus la jeune Musidore,
Cinq ans sont écoulés, tu t'en souviens, Damon,
Cinq ans sont écoulés, eh bien, je l'aime encore.

THYRSIS.

Phyllis de son courroux me menaçait un jour.
C'était, je m'en souviens, au pied de ce vieux charme.
Je me mis à pleurer; ô transports de l'amour!
Dans les yeux de Phyllis je surpris une larme.

MÉNALQUE.

Hier, à Lycidas je parlais de Phyllis.
La forêt agita ses feuilles attentives,
Le Zéphyr amoureux vint caresser les lys,
Et l'onde en murmurant expira sur ses rives.

THYRSIS.

Amyntas, j'observais Tityre l'autre jour;
Nise était près de lui, c'était Nise elle-même.
Sur l'écorce d'un frêne il traçait son amour;
Sa main semblait courir en écrivant: je t'aime.

MÉNALQUE.

Sous ces longs peupliers j'ai suivi Palémon.
Amyntas, sur sa tombe, hélas! encor nouvelle
Il voulut de son fils graver l'âge et le nom,
Et le ciseau tomba de sa main paternelle.

DAMON.

Tous deux vous me charmez et je reste indécis.
A tous deux appartient la victoire, le prix.
Levons-nous; il est temps. Des nuages plus sombres
Au couchant par dégrés s'épaississent les ombres;
De leurs flancs déchirés sortent de longs éclairs.
Le vent croît. Élancé de ces côteaux déserts
En tourbillons poudreux il roule dans la plaine.
Hâtons-nous. Ma chaumière est encore lointaine.

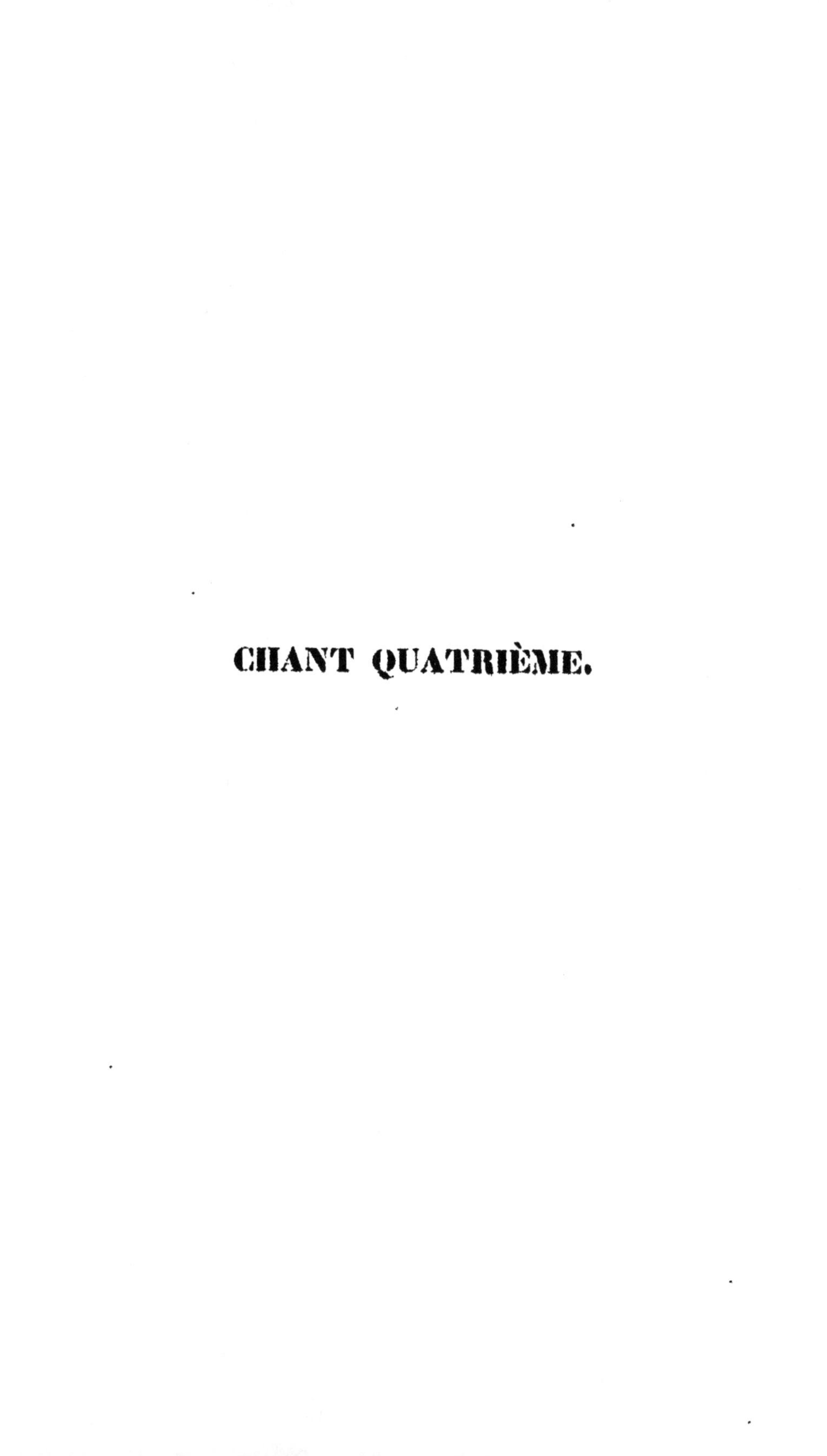

CHANT QUATRIÈME.

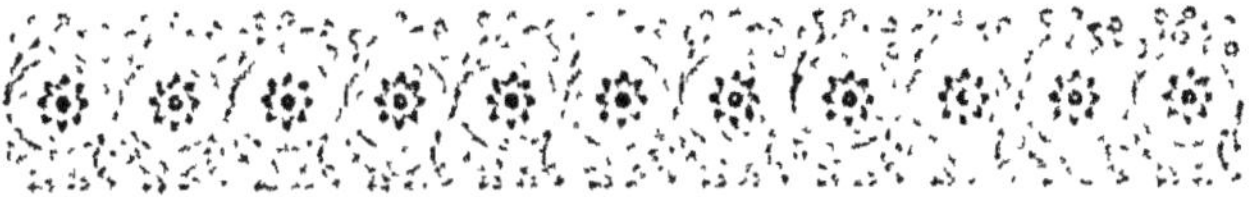

CHANT QUATRIÈME.

THÉOCRITE.

DAMON, AMYNTAS.

AMYNTAS.

Déjà l'astre du jour baissant à l'horizon,
De ce nuage d'or lance un dernier rayon.
Les troupeaux sont rentrés ; ta tâche est terminée.
Redis, mon cher Damon, ces doux chants d'hyménée,
Qu'à la belle Phyllis, palpitante d'amour,
Sous les myrtes en fleur, tu disais l'autre jour.
De ta voix par dégrés doucement animée
Le son frappa de loin mon oreille charmée.
Avide j'écoutais ; j'entendis à demi.
Redis-les tout entiers, je t'en conjure, ami.

DAMON.

Tu le veux; je me rends, je cède à ta prière.
Entrons sous ce rocher, viens. Ecarte le lierre
Qui, de chaque côté, laisse pendre ses bras
Et, pour y pénétrer, embarrasse nos pas.

AMYNTAS.

Assieds-toi, cher Damon, sur cette mousse épaisse.

DAMON.

Prends place à mon côté. Je chante, l'heure presse.
Que pour la soutenir, la flûte sous tes doigts
De ses sons cadencés accompagne ma voix.
Es-tu prêt?

AMYNTAS.

Je le suis.

DAMON.

Viens inspirer ma muse,
O toi, qui vis le jour aux murs de Syracuse;
Je vais dire ces vers, ces chants délicieux,
Que porta le Zéphyr à l'oreille des Dieux,
Doux murmure d'amour, mystérieux délire,
Qu'aux échos frémissants fit entendre ta lyre:

DAPHNIS. (1)

Pâris était berger, d'Hélène il eut l'amour.
De mon Hélène, moi, j'ai baiser à mon tour.

LA BERGÈRE.

Simple baiser n'est rien, ou ton orgueil t'entraîne.

DAPHNIS.

Dans un simple baiser volupté souveraine !

LA BERGÈRE.

Eh bien ! j'efface, moi, ton baiser de mon front.

DAPHNIS.

Laisse-moi sur ta lèvre en cueillir un second.

LA BERGÈRE.

Apprends à respecter la vierge pure encore.

---

(1) THÉOCRITE, *idylle* XXVII.e

Nous avons reproduit, vers pour vers, l'idylle, justement célèbre, du poete Syracusain.

DAPHNIS.

Comme un songe léger jeunesse s'évapore.

LA BERGÈRE.

Berger, la rose encore est belle à son déclin.

DAPHNIS.

J'ai deux mots à te dire; ah! viens sous ce vieux pin.

LA BERGÈRE.

Non, non, je n'irai pas; ta parole est trompeuse.

DAPHNIS.

J'y ferai soupirer ma flûte harmonieuse.

LA BERGÈRE.

Que ce soit pour toi seul; je crains des sons si doux.

DAPHNIS.

Bergère, de Vénus redoute le courroux.

LA BERGÈRE.

Que m'importe Vénus, Diane me protège.

DAPHNIS.

Vénus peut te punir, t'entraîner dans un piège.

LA BERGÈRE.

Diane me saura défendre..... Éloigne-toi.

DAPHNIS.

Échapper à l'amour ! non, tout subit sa loi.

LA BERGÈRE.

Moi, jamais !.... Cette main, berger, qu'on la retire.

DAPHNIS.

Par un moins digne crains de te laisser séduire.

LA BERGÈRE.

Plusieurs voulaient ma main ; mais pas un ne m'a plu.

DAPHNIS.

Et moi je te demande à genoux : me veux-tu ?

LA BERGÈRE.

Que faire, mon ami ? L'hymen a tant de peines.

DAPHNIS.

Ne le crois pas ; Amour de fleurs tresse ses chaînes.

LA BERGÈRE.

Le mari, bien souvent, est un maître irrité.

DAPHNIS.

Non, non ; c'est un esclave aux pieds de la beauté.

LA BERGÈRE.

De Lucine je crains la blessure cruelle.

DAPHNIS.

Diane à ce moment te restera fidèle.

LA BERGÈRE.

Mère, se fanera la fleur de mes beaux ans.

DAPHNIS.

Une mère est toujours belle de ses enfants.

LA BERGÈRE.

Mais si je consentais, dis, qu'aurais-je en partage ?

DAPHNIS.

Tout, mes chères amours : troupeau, bois, pâturage.

LA BERGÈRE.

Jure, après notre hymen, d'être toujours à moi.

DAPHNIS.

Te délaisser ! Jamais ; je t'en donne ma foi.

LA BERGÈRE.

Et le lit nuptial, l'aurai-je en ta chaumière ?

DAPHNIS.

Oui, le lit nuptial tu l'auras, ô bergère.

LA BERGÈRE.

A mon père que dire, en acceptant ta main ?

DAPHNIS.

Il ne peut, à mon nom, qu'approuver cet hymen.

LA BERGÈRE.

Dis ce nom : il est doux le nom de ce qu'on aime.

DAPHNIS.

Le fils de Lycidas, c'est Daphnis, c'est moi-même.

LA BERGÈRE.

Tes parents sont connus ; les miens également.

DAPHNIS.

Fille de Ménalcas, peut-être pas autant.

LA BERGÈRE.

Montre ces champs, ces bois, qui seront mon partage.

DAPHNIS.

Viens voir mes hauts cyprès, au verdoyant feuillage.

LA BERGÈRE.

Paissez, chèvres ; je vais aux champs de mon Daphnis.

DAPHNIS.

Je la mène en mes bois ; paissez, paissez, brebis.

LA BERGÈRE.

Cette main sous mon voile !.... Ah ! j'en suis tout émue,

DAPHNIS.

Sur ce sein arrondi que j'attache ma vue.

LA BERGÈRE.

Retire donc ta main.... Pan, quel mortel frisson !

DAPHNIS.

Pourquoi trembler ainsi, bergère trop timide ?

LA BERGÈRE.

Tu me jettes, Daphnis, sur le gazon humide.

DAPHNIS.

Ma main sous toi étend cette blanche toison.

LA BERGÈRE.

Ma ceinture arrachée !..... Eh ! que veux-tu donc faire ?

DAPHNIS.

Consacrer à Vénus une offrande bien chère.

LA BERGÈRE.

Arrête, malheureux ! on vient, j'entends du bruit.

DAPHNIS.

C'est l'ormeau près de nous qui de plaisir frémit.

LA BERGÈRE.

Tu déchires mon voile !... Eh, quoi ! me voilà nue.

DAPHNIS.

D'un voile bien plus grand, oui, tu seras pourvue.

LA BERGÈRE.

Dis-tu vrai ? Je ne puis d'un voile me passer.

DAPHNIS.

Puisse mon âme en toi tout entière passer.

LA BERGÈRE.

Pardonne, j'ai, Diane, encouru ta colère.

DAPHNIS.

A Vénus, à l'Amour, j'offrirai mes présents.

LA BERGÈRE.

Vierge je suis venue et m'en retourne mère.

DAPHNIS.

Mère, tu donneras ton sein à nos enfants.

Ainsi, tout bas, entre eux, murmuraient ces amants. »

. . . .

Mais le soleil s'éteint. Sous cette grotte sombre
Le jour n'arrive plus ; déjà s'épaissit l'ombre.
Ces chants ont trop duré ; levons-nous, Amyntas,
Thestylis nous attend. Viens, viens, pressons le pas.
Déjà, de toutes parts, de l'yeuse enflammée,
Du haut des toits s'élève et roule la fumée ;
La châtaigne pour nous déjà cuit dans l'airain.
De ma chaumière, ami, regagnons le chemin.

CHANT CINQUIÈME.

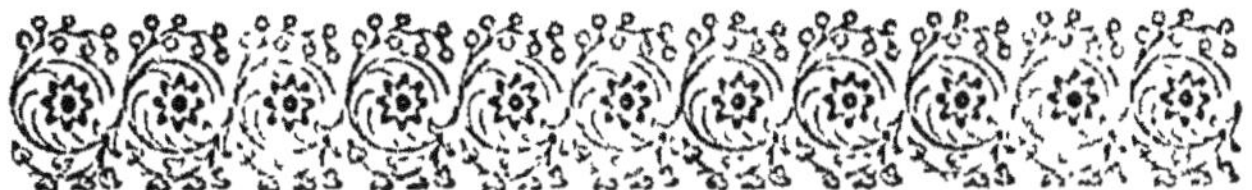

CHANT CINQUIÈME.

DRIOPE.

MYRTIL, TITYRE, DAMÉTAS.

DAMÉTAS.

Myrtil, veux-tu déjà déposer la houlette ?
Vois, le soleil encor des monts dore le faîte ;
Rien ne presse tes pas. Assis entre nous deux,
O mon père, ô Myrtil, chante et cède à nos vœux.

TITYRE.

Myrtil, je t'en conjure, ah ! laisse-nous entendre
Les sons harmonieux de ta voix noble et tendre.
La flûte sous mes doigts soutiendra tes accents.
L'air se tait, le vent meurt : ah ! commence tes chants.

MYRTIL.

Du moment où l'aurore éclaire les campagnes
Jusqu'à l'heure où le jour s'éteint sur les montagnes,
De la flûte autrefois j'aurais suivi les sons
Mais l'âge m'a ravi ma voix et mes chansons.
Tout passe, tout s'éteint. Mes enfants, la vieillesse
Doit laisser les chansons, l'amour à la jeunesse.

DAMÉTAS.

Tu te défends en vain. Le jeune Alcimédor
Pour son maître en tous lieux te reconnaît encor.
Non, le flot qui bondit sur la roche ébranlée,
Le ruisseau qui murmure au fond de la vallée,
Non, le vent du matin qui frémit dans les bois
N'égalèrent jamais le charme de ta voix.

MYRTIL.

C'est assez, je me rends. Bergers, faites silence :
Je vais chanter Driope. Ecoutez, je commence : (1)

Driope sous les traits d'un mal contagieux
Avait vu son époux succomber à ses yeux.
Seul, un fils lui restait, son image chérie,

(1) OVIDE, *Métamorphoses*, L. IX.

Désormais de sa mère et l'amour et la vie.
Faible, il touchait encore à son premier été,
Et déjà, sur le sein dont il est allaité,
Il payait son amour, récompense divine!
D'un doux sourire éclos sur sa lèvre enfantine.
Un jour, ô jour fatal! son fils entre ses bras,
Driope au bord des eaux avait porté ses pas.
Ignorant son destin, sous le funeste ombrage
D'un antique laurier, vénéré d'âge en âge,
Elle s'assied. Son fils, étendu sur son sein,
Du laurier voit les fleurs, tend sa petite main.
Pour servir à ses jeux, cette mère empressée
Se saisit à l'instant de la branche abaissée,
Touche une fleur, la cueille.... O prodige effrayant!
De l'arbre déchiré soudain coule du sang.
(L'arbre fatal cachait la Nymphe de ces rives)
Le sang tombe, un cri part de ses branches plaintives.
Driope en a pâli..... Mais les Dieux outragés,
Les implacables Dieux veulent être vengés.
Driope, tout-à-coup, ô malheureuse mère!
Sent ses pieds s'enfoncer, s'étendre sous la terre.
Elle veut de ces lieux s'arracher. Vains efforts!
Une écorce soudaine enveloppe son corps,
Croît, s'attache à ses flancs. Sa blonde chevelure
Se dresse en verts rameaux avec un long murmure.
Cependant arrêté dans ses canaux durcis,

Le lait n'arrive plus aux lèvres de son fils ;
Elle le sent, ses yeux se sont remplis de larmes.
Elle appelle. A sa voix, à ce cri plein d'alarmes
Et son père et sa sœur, soudain, sont accourus.
A l'écorce homicide, égarés, éperdus,
Ils se jettent tous d'eux. L'écorce grandissante,
Hélas ! croît, monte encor sous leur main impuissante.
Driope, tout-à-coup, parmi de longs sanglots,
En sons presque étouffés laisse entendre ces mots :
« Des malheureux toujours si la voix fut sacrée,
J'en atteste le ciel, les Dieux m'ont égarée.
Si d'une Nymphe, hélas ! j'ai fait couler le sang,
Du crime de ma main mon cœur fut innocent.
Devaient-ils m'en punir ? Plaignez ma destinée,
Pleurez sur moi ; Driope est bien infortunée !
Ah ! je sens que mes bras sous le bois engourdis
Essayent vainement.... Prenez, prenez mon fils.
Veillez sur lui, ma sœur. Qu'une femme fidèle,
A défaut de mon sein lui prête sa mamelle.
Sous mon arbre souvent pressez-la de venir.
Morte pour lui, du moins je le verrai nourrir,
Je verrai son front croître et sa raison éclore,
Et dans mon fils vivant je croirai vivre encore.
Du moment où sa voix formera quelque son,
Contez-lui mon malheur, apprenez-lui mon nom.
Hélas ! que ce soit moi qu'il nomme la première,

Et qu'il dise, en pleurant : Cet arbre fut ma mère.
De ses bras caressants il viendra me presser,
Et moi, pleine d'amour, ne pouvant l'embrasser,
J'abaisserai sur lui mon feuillage fidèle
Et je le couvrirai de l'ombre maternelle.
Qu'aucun arbre jamais ne soit par lui touché,
Jamais aucune fleur, aucun fruit arraché.
Ah ! pourrait-il des Dieux désarmer la colère ?
Leur courroux m'a frappée, et pourtant j'étais mère !...
O vous, que j'aimais tant, ma sœur, mon père, adieu !
Vous me le promettez, vous viendrez en ce lieu.
Tous les ans, sous vos pleurs, en la saison nouvelle,
Mon écorce croîtra, mon amour avec elle.
Je voudrais vainement jusqu'à vous me baisser ;
Je ne puis, levez-vous et venez m'embrasser.
Ah ! donnez-moi mon fils ; que sa mère expirante,
Donnez ! le presse encor de sa bouche mourante. »
Elle dit et sa voix expire en sons confus.
Un arbre vient de naître et Driope n'est plus.
Mais sous le bois durci, qui l'étreint, le dévore,
Son cœur, lent à mourir, longtemps palpite encore.

Ainsi chantait Myrtil, et ces touchants malheurs
Dans les yeux des bergers ont fait rouler des pleurs.

CHANT SIXIÈME.

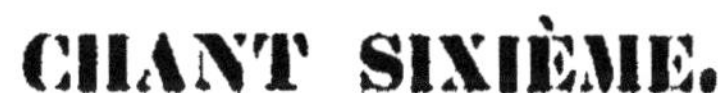

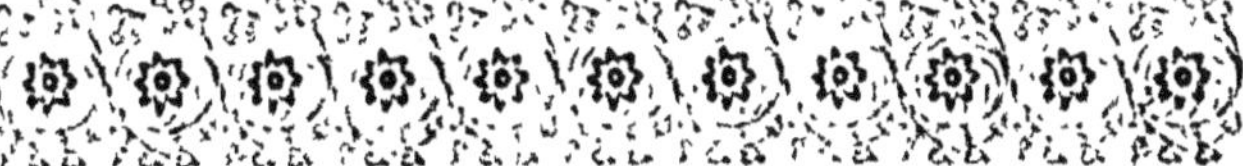

CHANT SIXIÈME.

—

LES TERRES ÉTRANGÈRES.

MOPSUS, CORYDON.

—

CORYDON.

L'air se calme, le vent au loin chasse l'orage;
Les vagues ont cessé de battre le rivage,
Elles roulent sans bruit; les jeunes arbrisseaux
Vers la terre penchés redressent leurs rameaux.
Tout sourit : les côteaux et les monts et la plaine.
Assis à mes côtés, au pied de ce vieux chêne,
Redis, mon cher Mopsus, redis encor ces chants
Que ta voix à l'écho jetait en sons touchants :
« Heureux qui n'a pas vu les terres étrangères. »
Exilé si longtemps du hameau de mes pères,
Qu'ils sont doux à mon cœur!

MOPSUS.

Je les ai faits pour toi.
Comment ne pas céder ? je chante, écoute-moi :

Heureux qui n'a pas vu les terres étrangères,
Heureux à son pays qui borne tous ses vœux,
Et, cultivant le champ qu'ont cultivé ses pères,
S'endort où dorment ses ayeux. (1)

L'horizon que son œil admire,
Est pour lui l'univers entier,
Son petit domaine est l'empire
Dont il est paisible héritier.

Assis devant son toit de chaume,
Il regarde ses prés, ses champs :
Le voilà, dit-il, mon royaume !
Après moi c'est pour mes enfants.

---

(1) Felix qui patriis ævum transegit in arvis,
Ipsa domus puerum quem videt ipsa senem.

Claudien, *de sene Veronensi.*

On voit sur sa table champêtre,
De la santé gage certain,
Les fruits que lui-même a fait naître
Et l'onde du ruisseau voisin.

De ses enfants la troupe émue,
Sitôt qu'il rentre en ses foyers,
En groupe à son cou suspendue,
S'arrache à l'envi ses baisers.

A l'heure où sous la roche sombre
L'agneau fuit les feux de l'été,
Tranquille, il va dormir à l'ombre
Du vieux saule qu'il a planté.

Peut-on appeler un mensonge
Les doux pensers de son sommeil ?
Heureux, il voit toujours en songe
Le bien qu'il fait à son réveil.

S'il se présente un misérable,
Compatissant aux maux d'autrui,
Il le fait asseoir à sa table
Et partage en frère avec lui.

« Toi, qui fuis la terre chérie,
Ce soir, dit-il, reste avec nous;
Un jour de plus voir la patrie,
O pauvre exilé, c'est si doux! »

« Seul, entraîné sur l'onde amère,
J'irais au loin chercher de l'or!
Mes enfants, mon champ, ma chaumière:
J'ai là, près de moi, mon trésor. »

Sa nef, fuyant l'onde écumante,
Ne glisse que sur les ruisseaux.
Il ne connaît de la tourmente
Que le murmure des roseaux.

Aux doux pipeaux accoutumée,
Dont l'écho lui porte le son,
Jamais son oreille alarmée
Ne frémit au bruit du clairon.

Loin du soldat sanglant, qui tombe
Poussant d'affreux gémissements,
Lui, de l'amoureuse palombe
N'entend que les roucoulements.

On ne le vit pas sur la route,
Voyageur poudreux, harassé,
Puiser dans sa main une goutte
De l'eau fangeuse du fossé.

De la roche toujours humide,
Le jour, la nuit, hiver, été,
Pour lui descend une eau limpide,
Qui coule à flot précipité.

Satisfait de ses destinées
Il ne sort point de ses vallons,
Et ne s'aperçoit des années
Que par le compte des moissons. (1)

Ce bâton, nouveau Bucéphale,
Qu'enfant il fatiguait sous lui,
Soutien de sa marche inégale
En ses vieux ans lui sert d'appui.

---

(1) Frugibus alternis, non consule, computat annos.

CLAUDIEN.

Hôte constant de sa chaumière
Il n'aura jamais essuyé
D'un patron la faveur altière,
Ni les dédains de la pitié.

La discorde, l'envie impure
De ses ans respectent le cours.
Comme un ruisseau, mais sans murmure,
Il aura vu couler ses jours.

Content des Dieux qu'ils remercie,
Il va, sans remords, sans regret,
Quitter le banquet de la vie
Comme un convive satisfait.

A peine sa cendre glacée
Descendra-t-elle au monument,
De chants, de pleurs, d'amour bercée,
Elle y dormira mollement.

Heureux qui n'a pas vu les terres étrangères,
Heureux à son pays qui borne tous ses vœux,
Et cultivant le champ qu'ont cultivé ses pères,
S'endort où dorment ses ayeux.

Mopsus ainsi chantait ; il chantait, et la rive
Renvoyait aux échos sa voix douce et plaintive.
Mais le soleil déjà baissait à l'horizon ;
L'ombre du haut des monts descendait. Corydon,
S'éloignant de Mopsus, l'âme tout attendrie,
Regagnait sa chaumière à travers la prairie,
Mais, à chaque moment, ralentissant ses pas,
L'œil tourné vers Mopsus, il répétait tout bas,
Songeant aux jours passés loin des champs de ses pères :
« Heureux qui n'a pas vu les terres étrangères ! »

ÉPILOGUE.

ÉPILOGUE.

Moi, qui jadis, épris du chantre de Mantoue,
Quant un léger duvet couvrait encor ma joue,
De son chant bucolique ai répété les sons,
Sur le luth des bergers, tour-à-tour, ai fait dire
Silène, Corydon et Gallus et Tityre,
Si j'osai, toujours plein de tes douces leçons,
Réveiller les accords de la muse champêtre,
Pardonne à ton disciple, ô Virgile, ô mon maître!
Essayant à l'écho de jeter ces accens,
Heureux si, quelquefois, j'ai, dans mes faibles chants,
Pu réchauffer ma muse au feu de ton génie,
Et de tes vers divins retrouver l'harmonie!
Tel l'oiseau, s'envolant vers le coteau lointain,
Revient le soir au nid qu'il quitta le matin,
Tel, au sol nourricier le voyageur fidèle,
Revient, cherchant des yeux la maison paternelle;
Tel, je reviens à toi, Virgile, au soir des ans.
A toi mes premiers vers, à toi mes derniers chants!

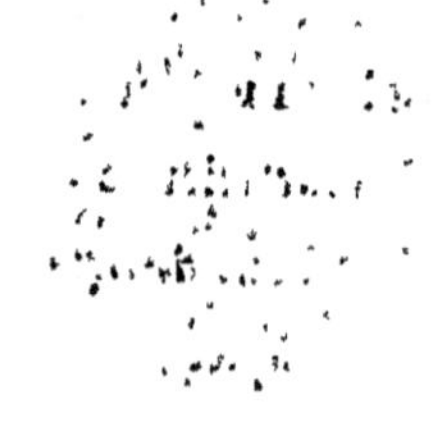

TABLE.

—

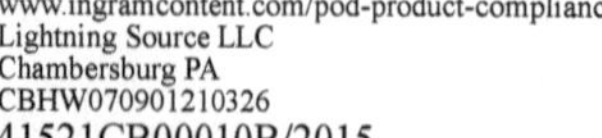

www.ingramcontent.com/pod-product-compliance
Lightning Source LLC
Chambersburg PA
CBHW070901210326
41521CB00010B/2015